# ESSAI

SUR LES

# MÉDICAMENTS INCOMPATIBLES

PAR

**E. LEMOINE,**

Pharmacien de 1re classe,
Ex-interne des hôpitaux de Paris.

**PARIS**

IMPRIMERIE MOQUET,

11, rue des Fossés-Saint-Jacques, 11.

1865

# ESSAI

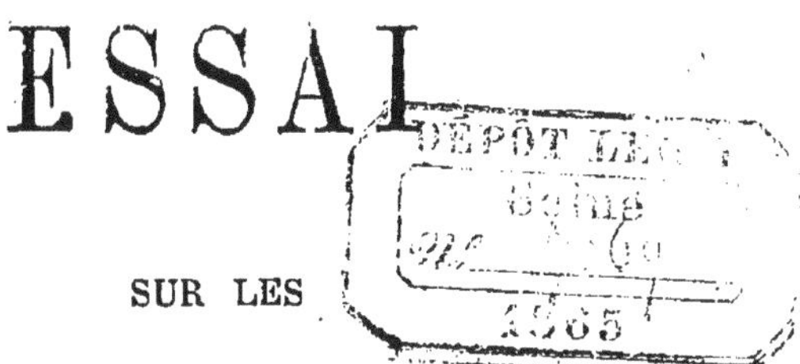

SUR LES

# MÉDICAMENTS INCOMPATIBLES



PAR **E. LEMOINE**,

Pharmacien de première classe, Ex-interne des hôpitaux
de Paris.

**PARIS**

IMPRIMERIE MOQUET,

11, RUE DES FOSSÉS SAINT-JACQUES, 11.

1865

A MON PÈRE,

A MA MÈRE,

Gage de l'affection la plus sincère et la mieux méritée.

# INTRODUCTION.

La plupart des ouvrages de nos maîtres sur la pharmacie et la matière médicale restent muets sur le chapitre des médicaments incompatibles, ou le réduisent à une nomenclature fatigante et stérile. — Je crois cependant qu'il est possible de grouper ces faits nombreux sans entrer dans des considérations chimiques d'un ordre élevé. C'est ce que j'ai essayé de faire.

Malgré les études sérieuses de chimie auxquelles se livrent aujourd'hui les praticiens, on ne peut contester que des fautes contre les lois de cette science peuvent se glisser dans une formule écrite sous l'influence combinée d'idées de thérapeutique et de chimie.

J'aurais bien désiré comprendre dans ce travail l'étude des altérations des médicaments, signaler ce qu'ils peuvent perdre ou gagner par l'action du temps, au contact de l'oxygène de l'air ou des agents extérieurs, mais des circonstances impérieuses m'obligent à renoncer à cette idée, et à terminer cet essai bien incomplet. J'espère que la pratique médicale et la pharmacie en reconnaîtront l'utilité.

---

# ESSAI

SUR LES

# MÉDICAMENTS INCOMPATIBLES

Il est bien peu de maladies où le praticien puisse sûrement mettre la main sur le spécifique, dont il attend le succès. En vain ne reconnaîtra-t-on que quelques médicaments, opium, mercure ou quinquina ; il n'en est pas moins vrai que nous voyons souvent l'emploi simultané de plusieurs agents médicamenteux indispensables. Dans les états les plus simples, l'association des moyens divers est encore nécessaire : les dissolvants, les excipients, les éléments enfin capables de modifier le goût, la forme ou les qualités des agents thérapeutiques sont d'un usage général en pharmacie. De là, nécessité de bien connaître l'art de grouper les médicaments selon les lois de la chimie.

Une des premières conditions est sans contredit la science de l'action réciproque des substances employées en pharmacie, de manière à être sûr qu'elles ne soient point altérées pendant la préparation, qu'elles se conservent le temps nécessaire à leur emploi, que les sucs de l'estomac eux-mêmes ne provoquent des combinaisons nouvelles ou ne facilitent des réactions déjà prévues. Cette étude est celle que je vais entreprendre ici, en essayant de grouper sous le nom de médicaments incompatibles, *les diverses espèces dont l'association doit être évitée, sous peine de voir le médicament réduit soit à un tout inerte, soit à un composé toxique, ou même différent par son action de celle que le praticien veut produire.*

La formation du composé toxique nous intéresse plus particulièrement, et, bien que je pense avec M. Bouchardat que dans aucun cas le pharmacien ne puisse rectifier une formule, néanmoins je crois que si à la lecture de cette dernière, nous acquérons la conviction que le médecin a péché contre les règles que je veux chercher à établir, il est de notre devoir d'ajourner la préparation et d'avertir l'auteur de la formule.

Les auteurs reconnaissent trois sortes d'incompatibilités : 1° physique, 2° physiologique, 3° chimique.

J'avoue ne pas reconnaître la nécessité de cette classification : qu'indique l'incompatibilité physique ? il y a là un véritable abus de langage; le simple bon sens montre qu'il n'y a point de relation à établir entre des termes inassociables. L'incompatibilité physiologique n'est point de mon ressort; reste donc l'incompatibilité chimique.

Les substances sont incompatibles toutes les fois que, *mises en présence*, elles donnent naissance par leur action directe ou par l'influence soit de l'air, soit de l'eau, soit d'autres véhicules qu'on a choisis, à un ou plusieurs composés nouveaux.

Il est bien entendu que je ne tiens nul compte du produit de la réaction, et c'est en négligeant volontairement ce point de vue, qu'il me sera possible, je crois, d'arriver à des notions générales. Peu m'importe pour la règle à établir que le composé formé soit insoluble ou gazeux, qu'il soit toxique ou inactif, qu'il possède des propriétés semblables plus énergiques ou opposées à celles des substances employées. Je signalerai certainement ces qualités nouvelles ; mais dans l'intérêt de la classification je crois nécessaire de rester exclusivement dans le domaine de la chimie, puisque les réactions des médicaments ont lieu d'après les lois de la matière brute. D'ailleurs, une incompatibilité qui se baserait sur l'action du composé nouveau et non sur sa nature chimique, serait purement arbitraire et relative. Un grand nombre de substances insolubles agissent très bien, malgré leur insolubilité, et sont parfaitement absorbées ; dans certains cas, l'insolubilité est désirée par le praticien. Il est des médicaments employés à l'état insoluble dont la solubilité accidentelle constitue un inconvénient. Ainsi, l'oxyde antimonique, l'antimoine diaphorétique qui sont tous les jours administrés à haute dose sans provoquer des phénomènes de vomissement, deviendraient des poisons violents si on les administrait concurremment avec l'acide tartrique ou des tartrates, qui les transforment en émétique en se combinant avec eux. —L'incompatibilité, qui ne s'applique qu'aux produits insolubles, n'est donc pas l'expression du fait général.

Dans certains cas aussi, l'incompatibilité est recherchée, utilisée, pour tirer de certaines réactions des préparations utiles. Mon but n'est pas non plus de dire : Evitez tel composé qui va prendre naissance, c'est un poison violent; il est de nombreux poisons employés en thérapeutique ; je veux seulement indiquer *la possibilité* de la production d'un agent toxique sans rien préjuger sur l'emploi que l'on en pourrait faire. Libre au médecin de favoriser cette réaction s'il le juge convenable; l'avertir de ce qui arrivera et de ce qui pourrait arriver, c'est là notre unique devoir.

Je ne parle, bien entendu, que d'une incompatibilité possible, telle que les lois de l'affinité permettent de la prévoir; je n'entends point dire que la réaction aura toujours lieu, surtout dans l'estomac, d'après les principes que je vais énoncer; mais la prudence exige qu'on tienne compte de sa possibilité. Les propriétés thérapeutiques peuvent aussi être très-peu modifiées, ou rester les mêmes, malgré la décomposition; mais en bonne règle la substance active ne doit pas pouvoir être neutralisée, ou même affaiblie autrement que dans la mesure prévue par le praticien.

Les règles d'incompatibilité ne s'appliquent en aucune sorte à la plupart des préparations officinales, aux formules célèbres que la pratique a consacrées, bien qu'elles soient souvent en désaccord avec la chimie, l'usage a prononcé. — On emploie alors un tout dont l'effet est connu, expérimenté dès longtemps, et qu'on aurait tort de vouloir corriger, de peur de l'altérer sensiblement dans son action. Les réactions secondaires donnent évidemment lieu dans ces vieilles formules à des composés nouveaux; mais ces composés font partie intégrante du médicament tel qu'on le connaît, tel qu'on le désire; au contraire, dans une formule extemporanée, dont l'expérimentation n'a pas été faite, qui est écrite sous l'inspiration d'idées de chimie et de thérapeutique, toute infraction aux règles de la première peut mettre à néant l'action que se propose le médecin. Cette modification peut avoir lieu pendant la préparation, pendant l'emploi du remède ou postérieurement à son ingestion par l'usage d'un médicament nouveau. — Elle suppose donc nécessairement deux termes. — Je vais l'étudier dans les différents corps que nous offre la matière médicale et en suivant l'ordre chimique :

1° Les corps simples

2° Les corps composés { Acides. Bases. Sels.

3° Les Substances { Albuminoïdes. Sucrées. Grasses.

## CORPS SIMPLES.

Les corps simples s'emploient quelquefois en nature ; je parlerai plus tard de leurs combinaisons ; je ne considérerai ici que le cas où ils entrent dans une formule à l'état de corps simples, isolés, et où l'effet qu'on attend d'eux est subordonné à leur existence sous cet état.

Les seuls métalloïdes dont on fasse usage sont :

Le soufre.
Le chlore.
Le brome.
L'iode.
Le phosphore.
Le carbone.

Le ***soufre*** se combine avec tous les corps

simples ; il donne avec tous les métaux *employés en médecine* des sulfures insolubles.

Avec les métalloïdes, il forme aussi des sulfures qu'il faut éviter ; mais la réaction la plus redoutable en raison des corps qui prennent naissance, c'est celle du soufre sur les alcalis ou leurs carbonates ; il les décompose si la température s'élève un peu, et donne naissance à des hyposulfites et à des sulfures alcalins :

$$3\,KO + 12\,S = 2\,K\,S^5 + KO,\,S^2\,O^2$$

Le seul hyposulfite employé est celui de soude, il dissout la plupart des composés métalliques insolubles, et fournit pour les faire pénétrer dans l'économie un moyen facile dont la pratique n'use pas assez.

Le soufre existe dans plusieurs substances du règne végétal. Telles sont toutes les plantes de la famille des crucifères, et presque toutes les liliacées bulbeuses ou leur huile volatile. Beaucoup de légumineuses, de rumex (*patientia*) en contiennent. Dans le règne animal on le rencontre dans les œufs, les limaçons, etc. Cela rend compte des flatuosités que quelques-unes occasionnent.

Je rappellerai aussi l'action des bains sulfureux sur un malade qui ferait usage des préparations d'argent, de plomb, ou qui aurait déjà pris des bains de sublimé ; le sulfure noir qui se forme communique à la peau une teinte noire désagréable. Il en est de même dans le cas de lotions d'extrait de saturne au visage ou de collyre au nitrate d'argent.

*Chlore. — Brome. — Iode.*

Le groupe que forment ces trois corps est tellement naturel qu'il est impossible de les séparer. Il est facile de s'en convaincre en comparant les composés auxquels ils donnent naissance lorsqu'ils se combinent avec l'hydrogène et l'oxygène. Ils s'accompagnent presque toujours dans la nature; leurs combinaisons sont en général isomorphes.

Ils sont dans le cas du soufre relativement à tous les autres métalloïdes et à tous les métaux avec lesquels il donne des composés dont certains sont vénéneux.

$$Hg\,Cl.\ Sn\,Cl.\ Zn\,Cl.$$

Ces corps s'excluent de même entre eux, et ne doivent pas être employés avec les alcalis, la chaux, la magnésie et les carbonates de ces bases. Avec les deux dernières il donne des mélanges d'hypochlorites et de chlorures.

$$2\,Ca\,O + 2\,Cl = Ca\,O.\,Cl\,O + Ca\,Cl.$$

A cette liste de corps incompatibles viennent se

joindre la plupart des sels qui sont décomposés; leur acide est mis en liberté pendant qu'il se fait, outre un acide oxygéné, un iodure, un bromure ou un chlorure du métal; les substances organiques contenant des matières colorantes, les sirops composés, les extraits qui perdent de l'hydrogène au contact du chlore, du brôme ou de l'iode, et se décomposent en les transformant en acides; enfin, les liquides albumineux, qui sont coagulés à leur contact:

« Lorsqu'on met dans un verre à expérience, dit M. Mialhe (*Chimie physiologique*) un mélange d'eau albumineuse parfaitement transparente, et d'iode en poudre, on remarque qu'au fur et à mesure que l'iode se dissout, il tend à coaguler l'albumine; mais cette coagulation ne devient possible que lorsque toute l'alcalinité qui est inhérente à l'albumine a été complétement saturée par l'iode. Alors, seulement, la coagulation devient de plus en plus manifeste; car, si de même que le chlore, et que le brôme, l'iode ne coagule pas instantanément les liquides albumineux, cela tient uniquement à sa moindre solubilité dans les liqueurs aqueuses.

L'incompatibilité se résume : *dans l'affinité remarquable pour les métaux et pour l'hydrogène, que ces trois corps enlèvent facilement à un grand nombre de composés.*

Dans le cas particulier du **chlore**, il ne faut jamais l'employer qu'à l'état de chlore liquide, c'est-à-dire de dissolution dans l'eau sans addition d'aucune substance minérale ou organique, sauf le sirop simple. La dissolution, comme chacun le sait, se décompose sous l'influence de la radiation solaire, et donne naissance à de l'acide chlorydrique. Lorsqu'elle est exposée directement aux rayons solaires, il se forme de l'acide hypo-chloreux dont on peut constater la présence avec le chlorure de plomb ou le chlorure de manganèse qui donnent de l'acide plombique ou du peroxyde de manganèse ; l'acide hypochloreux est bientôt décomposé par l'acide chlorydrique qui se forme en même temps (Millon). Selon M. Bareswil, il se produit, en outre, de l'acide perchlorique.

Quant à l'**iode**, il forme avec les substances amylacées, ce composé bleu appelé iodure d'amidon. Sa dissolution dans l'alcool s'altère aussi, mais d'une manière tellement rapide, qu'il est bon de ne l'employer dissous que dans l'eau ou l'iodure de potassium. La teinture d'iode, que l'on emploie étendue d'eau, laisse précipiter l'iode en poudre très-fine; dans certains cas, ce principe doit amener des cautérisations locales. M. le professeur Guibourt dissout l'iode dans l'iodure de potassium; cette solution se conserve parfaitement avec un titre, et partant une activité constante ; elle peut être étendue d'eau sans danger.

L'iodure de potassium ioduré, employé avec l'opium, donne naissance à un précipité insoluble d'iodure d'iodhydrate de morphine ; les deux principes actifs iode et morphine sont donc annulés. Selon M. Mialhe, cette incompatibilité serait plus apparente que réelle ; elle existe cependant au point de vue chimique.

Le ***phosphore*** doit être parfaitement divisé ou mieux dissous ; il serait à désirer que l'on rejetât, de l'usage médical, toutes les préparations où il est en trop grande proportion et dans un état de division incomplet. On ne doit l'employer qu'en dissolution dans l'éther, l'alcool ou les huiles ; au contact d'un métalloïde, d'un métal, d'un corps quelconque d'origine inorganique, simple ou composé, il se combine souvent avec vivacité. On peut, au contraire, l'associer à toute substance médicamenteuse d'origine organique, à tous les sirops, onguents, pommades, etc.

M. Soubeiran remplit parfaitement ces conditions dans sa pommade phosphorée qu'il prépare avec :

| | |
|---|---|
| Phosphore. . . . . | 1 gr. |
| Axonge . . . . . . | 50 gr. |

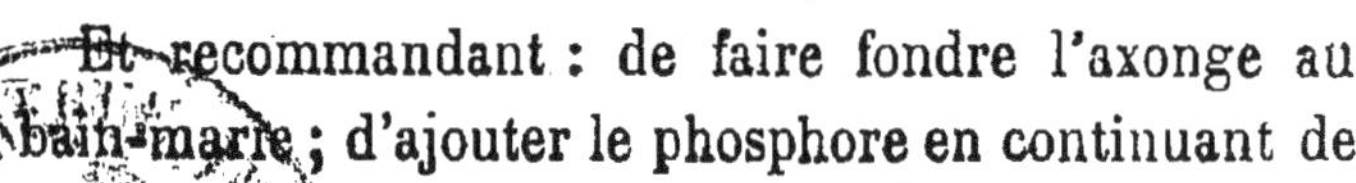

Et recommandant : de faire fondre l'axonge au bain-marie ; d'ajouter le phosphore en continuant de chauffer doucement, puis d'agiter vivement jusqu'à ce que le phosphore soit entièrement dissous et jusqu'à complet refroidissement ; on conçoit que, lorsque la pommade contient des fragments de phosphore isolés, ils peuvent s'échauffer par le frottement et s'enflammer au contact de l'air. Il serait imprudent de pousser, au-delà de 1/50, la proportion du phosphore ; c'est la quantité que l'axonge peut dissoudre à la température de 100°.

C'est surtout l'huile émulsionnée, à l'aide de la gomme arabique, que l'on emploie pour administrer le phosphore à l'intérieur. Ces préparations doivent toujours être tenues bien bouchées, pour éviter la formation des composés oxygénés du phosphore.

M. Martin Solon rapporte l'observation d'un homme à qui on avait administré 5 centigrammes de phosphore en dissolution dans l'huile, mêlés à une potion émulsive, et qui mourut dans les 24 heures avec tous les symptômes de l'empoisonnement ; la potion, dit-il, *avait été exposée au soleil*, et répandait des vapeurs abondantes d'acide hypophosphorique.

Il faut totalement proscrire son emploi avec les bases alcalines et leurs carbonates ; il donnerait en agissant sur elles et au contact de l'eau, du gaz hydrogène phosphoré ; or, ce gaz, on le sait, est toxique au plus haut degré.

$$Ph + Ho + Ko = Ko, Ph\,O + H.$$
$$3\,Ph + 2\,Ho + 2\,Ko = 2\,(Ko, Ph\,O) + Ph\,H^{3}.$$
$$4\,Ph + 3\,Ho + 3\,Ko = 3\,(Ko, Ph\,O) + Ph\,P^{3}.$$

Je dirai à ce sujet que j'ai plutôt en vue la possibilité de la réaction que son existence réelle. Elle peut souvent ne pas avoir lieu, une certaine température étant nécessaire ; cependant on peut affirmer qu'elle est possible, aussi ai-je cru devoir la signaler.

Le **carbone** conserve son action malgré la présence de tous les corps connus ; mais la réciproque n'est point vraie ; il faut se rappeler qu'il a la propriété d'absorber les matières colorantes ; il peut même former des combinaisons insolubles avec un grand nombre de corps inorganiques solubles, tels que le sulfure de potassium, ainsi que M. Chevreul l'a reconnu le premier.

Le charbon précipite l'iode de sa dissolution dans l'iod. de potassium, la chaux, l'azotate de plomb, et la plupart des sous-sels métalliques de leur dissolution dans l'eau.

Il sépare aussi les acides métalliques de leurs dissolutions dans les alcalis. Une dissolution d'azotate de plomb ou d'acétate, soumise à l'action du charbon, renferme au bout de quelque temps de l'acide nitrique on de l'acide acétique libre (Payen et Graham.)

Un grand nombre de matières organiques sont aussi précipitées de leur dissolution aqueuse, tels sont les principes amers du houblon, de la gentiane, de l'aloès, le tannin, le sulfate de quinine, etc. D'après M. Chevallier, il en est de même de plusieurs résines dissoutes dans l'alcool.

Il absorbe, et ceci est plus important, certaines matières organiques et inorganiques pulvérulentes ou en dissolution, telles que la morphine, la quinine, les métaux et généralement toutes les substances employées en poudre fine.

## MÉTAUX.

Un petit nombre seulement sont employés à l'état métallique, ce sont :

Le fer,
L'étain,
L'antimoine,
L'argent,
Le mercure,
L'or.

D'une manière générale, ils ne s'excluent pas entre eux ; mais ils excluent complétement les métalloïdes. Ils donnent naissance, avec le soufre et les corps sulfurés, à des sulfures à peu près inertes, comme je l'ai indiqué au début. Avec les corps tels que le chlore, le brôme, l'iode, ils forment des composés la plupart vénéneux. L'étain, par exemple, fournit des composés essentiellement toxiques. On ne les associe pas davantage au phosphore.

Un des arguments que les médecins font valoir en faveur de l'emploi thérapeutique du **fer** divisé, et qui est loin d'avoir l'importance qu'on lui attribue, est celui-ci. Cette préparation martiale, disent-ils, comme toutes les préparations ferrugineuses insolubles, ne colore jamais les dents et leurs alvéoles en noir, ainsi que le font les composés de fer solubles. On peut facilement remédier à cette coloration. En effet, cette couleur noire étant due à du tannate de fer insoluble, résultant de l'union de l'oxyde ferrique avec le tannin contenu dans les matières alimentaires, il suffit pour la faire disparaître d'employer une poudre dentifrice tannifère, afin de transformer ce tannate basique en tannate acide soluble (Mialhe) (1).

Sous l'influence des acides, la plupart des métaux s'oxydent et forment des combinaisons douées de propriétés nouvelles. L'antimoine, au contact de la limonade tartrique, donne naissance à l'émétique. Je signalerai aussi l'action de certains sels capables d'agir par leur acide. Avec le fer, par exemple, on doit éloi-

(1) Chimie physiologique.

gner le calomel ou le sublimé, dont il enlève le chlore pour se transformer en chlorure pendant que le mercure est ramené à l'état métallique.

Quant aux préparations **d'or et d'argent**, elles sont altérées dans les sirops, les extraits, les poudres végétales qui les réduisent facilement en s'emparant des corps combinés retenus par leur faible affinité ; aussi est-il rationnel d'employer les composés auriques ou argentiques toujours isolés, en poudre, en pilules avec du sucre, ou en solution.

*Acides.* Les acides *minéraux* employés en pharmacie, sont :

Les acides {
- sulfureux
- sulfurique
- chlorydrique
- azotique
- phosphorique
- arsenieux
- arsenique
- cyanhydrique
- carbonique
- borique

Une règle générale qui doit présider à l'administration de ces corps, c'est de ne jamais les associer avec une base ou une substance capable de se comporter chimiquement comme une base ; ainsi les oxydes métalliques, certains sulfures, les carbonates eux-mêmes qui sont décomposés par les acides libres.

Le sulfure de potassium et l'acide sulfurique donnent en présence de l'eau du sulfate de potasse et de l'hydrogène sulfuré.

$$KS + SO^3 HO, = HO, SO^3 + HS$$

L'acide sulfurique pourrait être remplacé par un acide quelconque.

***L'acide sulfureux*** est employé quelquefois à l'état gazeux et même en dissolution. On doit se rappeler que c'est un agent réducteur puissant, capable de ramener à un état plus simple les oxydes supérieurs, par exemple ($MnO^2$)($Fe^2o^3$) ($AgO$)etc., qui sont réduits à l'état de protoxydes ou de métal, pendant qu'il passe lui-même à l'état d'acide sulfurique.

En présence des oxydes de certains métaux il absorde l'oxygène et régénère le métal. Pour prendre un exemple, je citerai le deutoxyde de mercure, qui, en présence de l'eau à froid, est réduit par l'acide sulfureux à l'état de protoxyde, pendant que l'acide passe à l'état d'acide sulfurique. Il se précipite du sulfate de mercure. Par un excès d'acide sulfureux, toujours à froid, le métal est régénéré avec le nitrate et le bichlorure de mercure, la réaction est semblable au maximum; il se fait du sulfate au minimum, du nirate au minimum, ou du calomel.

Cette action réductrice doit amener aussi à ne point

l'associer à des préparations pharmaceutiques contenant des substances colorantes, aux extraits, teintures, etc., dont il s'approprie l'oxygène en les détruisant.

***L'acide sulfurique*** donne avec certaines bases des sels insolubles ; la chaux, la baryte, la strontiane, l'oxyde de plomb et le protoxyde de mercure ($Hg^2O$) sont dans ce cas. Je ne crois pas inopportun de le rappeler ici; j'ai souvenance d'avoir vu souvent des médecins voulant remplir des indications multiples prescrire simultanément l'acétate de plomb et la limonade sulfurique. Ils n'administraient en définitive qu'un sulfate de plomb inerte. La réaction serait restée la même avec un sulfate soluble.

***L'acide chlorydrique*** exclut les sels de mercure et d'argent.

***L'acide azotique***, contrairement à l'acide sulfureux, est un corps oxydant qui s'altère au contact des corps capables de fixer l'oxygène; il fait passer le protochlorure de fer à l'état de fer perchloruré; c'est en vertu de cette propriété qu'il convertit l'amidon et le sucre en acide oxalique, qu'il transforme les matières ligneuses en pyroxyline, l'huile d'amandes amères en acide benzoïque, le camphre en acide camphorique, l'indigo en acide indigotique, etc.

***L'acide phosphorique*** jouissant d'une très grande stabilité n'a pas, à proprement parler, d'autres incompatibilités que celles qui sont communes à tous les acides et que j'ai signalées, bases, carbonates, etc. Mais si l'on réfléchit que les phosphates d'ammoniaque, de soude et de potasse sont seuls solubles, on comprend qu'il faut encore éviter de l'associer à des sels métalliques de toutes les autres bases avec lesquelles il formerait immédiatement, d'après les lois de Bertholet, un précipité de phosphate insoluble. Ce que je dis de l'acide phosphorique libre s'applique encore aux phosphates solubles dont l'association avec les composés métalliques, détermine une double décomposition.

Quant aux phosphates formés par des protoxydes, ils sont complétement décomposés par un sel soluble à base de sesquioxyde soit à froid, soit à l'ébullition. Il se forme un phosphate de ses quioxyde insoluble, et il reste en dissolution un sel de protoxyde.

Les acides ***arsenieux***, ***arsenique et antimonique*** sont au point de vue de leurs composés, en tout comparables à l'acide phosphorique. Ils forment avec les oxydes des métaux proprement dits, des sels insolubles ; c'est d'ailleurs sur cette réaction que repose l'emploi de l'hydrate de peroxyde de fer comme contrepoison de l'arsenic.

Les oxydes d'argent, de mercure et plusieurs autres insolubles dans la potasse et la soude se dissolvent dans ces alcalis par l'addition de l'acide arsénieux.

Il faut éviter encore la présence de l'hydrogène sulfuré libre et des sulfures solubles, qui donne lieu à un précipité de sulfure d'arsenic ou d'antimoine ; ces corps là jouent le rôle de composés métalliques.

Ajoutons cependant que, dans le cas d'un sulfure alcalin, de potassium par exemple, le composé nouveau se redissoudrait dans un excès de sulfure potassique et produirait une action autrement énergique.

***L'acide carbonique*** est moins fixe que tous ceux que j'ai cités ; aussi le chassent-ils tous de ses combinaisons ; c'est le gaz des eaux minérales naturelles et factices, c'est encore lui qui se produit dans la préparation anti-vomitive de Rivière. On pourrait peut-être mettre à profit plus qu'on ne l'a fait la propriété que possèdent certains de ses composés. — Carbonate de chaux, de magnésie, de fer, de se dissoudre dans un excès d'acide carbonique.

***L'acide borique*** est fort peu employé, son énergie est très faible ; à la température ordinaire il décompose les carbonates, mais la plupart des autres acides le déplacent de ses combinaisons salines.

Le borate de soude en dissolution dans l'eau est décomposé par l'acide sulfureux, par le chlore, le brôme, l'iode et même par le soufre qui forme dans ce cas un polysulfure alcalin et un hyposulfite — (H. Rose).

***L'acide cyanhydrique*** des pharmacies, comme on le sait, n'est pas l'acide pur ou concentré des chimistes, mais bien l'acide étendu convenablement et que l'on appelle acide *médicinal*, il s'altère très facilement. Abandonné à lui même dans un flacon ouvert, il éprouve une décomposition spontanée, se colore en noir et se change en une masse solide qui contient du paracyanogène et dont la nature est imparfaitement connue.

C'est là une raison suffisante pour que l'on s'abstienne de l'associer avec des composés de nature organique très altérables de leur côté, tel que les tisanes, les extraits. On peut pourtant le mêler à des sirops dans une potion, la durée du contact sera toujours assez courte pour que la décomposition soit insensible. Si le médicament devait rester tout préparé pendant plusieurs mois, il y aurait à la fois décomposition du dissolvant organique et de l'acide cyanhydrique lui-même.

Sous l'influence de la radiation solaire, le chlore s'empare de son hydrogène et le transforme en chlorure de cyanogène solide.

Le soufre ne se combine avec sa vapeur qu'à une certaine température, et le phosphore est sans action sur lui.

L'acide chlorydrique en dissolution dans l'eau le décompose; lorsqu'on les mêle, il se produit une élévation considérable de température, et au bout de quelques heures on trouve dans la liqueur des cristaux de chlorydrate d'ammoniaque ; une douce chaleur (la température du corps suffit) accélère la réaction ; l'acide cyanhydrique, en présence de l'eau que contient l'acide chlorydrique, se dédouble en ammoniaque et en acide formique.

$$Hc^2\ Az + 4\ Ho = Az\ H^3 + C^2\ Ho^3,\ Ho.$$

Mais ce qu'il est surtout très-important de remarquer ici, c'est l'action qu'il exerce sur les protosels de mercure en général et sur le protochlorure en particulier. Lorsqu'il réagit en excès sur le calomel, il le décompose bien vite; il se produit d'abord de l'acide chlorydrique, du bicyanure de mercure, et du mercure métallique.

$$2\ Cl\ Hg + 2\ Cy\ H = 2\ Cl\ H + Cy^2\ Hg + Hg.$$

A cette réaction si simple en succède une autre qui, bien que très-simple aussi, n'en a pas moins contribué à cacher celle que j'ai énoncée. C'est qu'une fois cette réaction terminée et même avant, l'acide chlorydrique et le cyanure de mercure réagissent mutuellement, de manière à produire du bichlorure de mercure et de nouveau de l'acide cyanhydrique; mais cette décomposition n'est jamais que partielle, l'action décomposante de l'acide chlorydrique ne tardant pas à être contre-balancée par l'affinité bien connue du cyanogène pour le mercure.

L'action chimique que l'acide prussique fait éprouver au calomel est des plus remarquables : examinée au point de vue de l'application médicale, elle est telle que les produits qui en résultent doivent avoir sur l'économie animale une puissance au moins double de celle de la proportion d'acide cyanhydrique qui leur a donné naissance. En effet, 100 parties d'acide cyanhydrique renferment 90,36 de cyanogène, tandis que 100 parties de bicyanure de mercure n'en contiennent que 28,67, c'est-à-dire près de cinq fois moins. D'où l'on voit que 100 parties d'acide prussique contiennent assez de cyanogène pour qu'en agissant sur un excès de calomel,il puisse se produire près de 500 parties de cyanure mercurique, lequel, décomposé par de l'acide chlorydrique peut produire 100 parties d'acide prussique, et près de 400 parties de sublimé corrosif; or, c'est précisément là le fait de la réaction en question.

Le produit définitif de la réaction précitée est donc du bichlorure de mercure, de l'acide cyanhydrique, de l'acide chlorydrique; plus du mercure métallique. Enfin ce mélange renferme, en outre, des traces d'ammoniaque et d'acide formique provenant l'un et l'autre de l'action réciproque de l'acide cyandrique et de l'eau (Miahle).

L'acide prussique agit, du reste, d'une manière analogue sur tous les protosels de mercure. Avec le protobromure il donne du bicyanure et du bibromure, de l'acide bromhydrique et du mercure métallique. Avec le protoiodure il se comporte de même, à cette différence près que la proportion de cyanure est moindre, et la proportion d'iodure plus considérable, et cela à cause du peu de solubilité de l'iodure mercurique.

Les oxysels de protoxyde de mercure sont aussi totalement décomposés par l'acide prussique et transformés en entier en bicyanure et en mercure métallique; l'oxacide mis en liberté n'ayant pas, en général, comme les hydracides précités, la propriété de décomposer en partie le bicyanure de mercure.

Que les praticiens n'associent donc point *les protosels de mercure, et notamment le calomel, à quelque dose que ce soit, avec l'acide prussique ni aucune préparation qui en contienne, tels que le looch du codex, les eaux de laurier-cerises et de cerises noires.*

L'acide cyanhydrique agit encore sur certains corps inorganiques, à la manière de tous les acides; il donne avec la potasse le cyanure de potassium, dont l'action est assez voisine de la sienne.

L'inconvénient ici ne serait pas très-grand, mais s'il y avait en présence un sel ferreux, l'acide passerait, sous l'influence de la potasse, à l'état d'acide ferricyanhydrique et donnerait du ferro-cyanure de potassium, corps presque inerte.

Quelques **acides organiques** sont usités en médecine. Je citerai les acides acétique, tartrique, citrique, tannique, gallique, phénique, etc. Au point de vue des règles générales, ils possèdent les mêmes réactions et les mêmes aptitudes que les acides minéraux. Certains exigent pourtant quelques observations particulières.

L'acide acétique monohydraté n'agit pas sur les carbonates ; l'eau, jusqu'à un certain point, augmente son énergie, tandis que l'alcool la paralyse. Il n'est pas inutile de se rappeler qu'il dissout les résines, l'albumine et la fibrine.

Les acides **tartrique et citrique** ont les mêmes usages, les mêmes propriétés. Le premier ne décompose ni le chlorure de calcium, ni l'azotate de chaux ; mis en contact avec de l'eau de chaux, il donne lieu à un précipité qu'un excès d'acide dissout, et qui reparaît plus tard sous la forme de petits cristaux; le second ne trouble l'eau de chaux qu'à l'ébullition. Les dissolutions aqueuses des citrates alcalins s'altèrent à la longue et subissent une espèce de combustion lente.

***L'acide tannique*** ou ***tannin*** est incompatible avecun grand nombre de substances. Il est très-abondamment répandu dans les végétaux appartenant à la matière médicale, et principalement dans la noix de Galle, les écorces de chêne, de marronniers d'Inde, d'orme, de saule, les feuilles des arbres, l'enveloppe de plusieurs fruits charnus, les pepins de raisins, le sumac, le ratanhia, le cachou, le café, etc. Mais il ne paraît pas être identiquement le même dans chacune d'elles ; aussi donne-t-on à ces principes astringents le nom générique de tannins.

Les tannins s'oxydent avec rapidité, surtout en présence des alcalis, et se convertissent en des corps diversement colorés.

Je parlerai d'abord du tannin qui existe dans la noix de Galle.

On le désigne quelquefois sous le nom d'*acide gallo-tannique*, en dissolution il absorbe facilement l'oxygène de l'air et se transforme en acide gallique en dégageant de l'acide carbonique ; cette transformation est favoriséepar la présence d'une matière animale,et constitue la fermentation tannique (Robiquet).

Il est très-rapidement décomposé par le chlore humide.

Plusieurs acides minéraux, tels que les acides sulfurique, chlorydrique, phosphorique, arsénique, borique, forment dans les dissolutions de tannin des précipités blancs, solubles dans l'eau et insolubles dans un excès d'acide. Ces précipités ont été longtemps considérés comme des combinaisons de tannin avec les acides; mais il semble résulter d'expériences récentes qu'ils sont produits uniquement par le tannin, qui, étant moins soluble dans les liqueurs acides que dans l'eau pure, se dépose de sa solution quand on y ajoute un acide énergique.

Avec les sels de fer, au maximum, il donne un précipité noir; il précipite de même les sels de plomb de mercure et généralement ceux de tous les métaux proprement dits.

Les bases forment avec lui des composés peu solubles : telles sont les dissolutions de potasse, de chaux, de baryte; il précipite tous les alcalis organiques : morphine, quinine, strychnine et leurs composés salins. Toutefois cette réaction n'est pas toujours une contre-indication à son emploi, concurremment avec les corps qu'il précipite; les sucs de l'estomac finissent par dissoudre le nouveau composé, l'action devient seulement plus lente, et c'est un but que le médecin peut juger utile de se proposer.

Dans une potion, l'inconvénient d'un précipité qui resterait au fond serait très-grave, on ne risquerait de prendre la substance active *qu'à la fin et toute à la fois*. Dans des pilules, une association de substance tannante avec une base organique n'aurait, au contraire, peut-être que des avantages en modérant l'absorption d'un médicament énergique.

Il précipite l'émétique, l'amidon, l'albumine et presque toutes les matières animales; il forme avec les dissolutions de gélatine un précipité blanc, soluble surtout à chaud, dans la liqueur qui le surnage.

Le *tannin du cachou*, appelé par M. Guibourt *acide cachutique*, en diffère par quelques points ; ainsi il ne précipite pas l'émétique; il colore en vert la solution de perchlorure de fer, sans y former de précipité.

Exposée à l'air, la dissolution aqueuse d'acide cachutique se transforme en cachétine, et alors elle ne trouble ni l'eau de chaux, ni les dissolutions de gélatine, d'amidon, d'émétique, de sels de quinine et de morphine. Elle précipite le perchlorure de fer, en vert foncé, le sulfate de cuivre en brun ou en noir, et réduit les sels d'argent, d'or et de platine, à l'état métallique.

Le *tannin du café*, désigné sous le nom d'acide cafétannique, colore en vert les sels de fer au maximum, réduit à chaud le nitrate d'argent, ne trouble ni les dissolutions d'émétique ni les dissolutions de gélatine, mais précipite les sels de quinine et de cinchonine. Le tannin, retiré du chêne ordinaire et celui du quinquina, agissent sur les sels et les composés organiques, comme le tannin de la noix de galle.

***Acide gallique.*** — Une dissolution de tannin, de la noix de galle, exposée à l'air, se décompose comme je l'ai déjà dit, et donne naissance à ce nouvel acide. Dans cette réaction, l'oxygène de l'air se change en un égal volume d'acide carbonique. Cette production peut être exprimée par la formule suivante.

$$\underbrace{C^{54} H^{22} O^{34}}_{\text{Tannin.}} = 10\ Ho = \underbrace{3\,(C^{14} H^{6} O^{10})}_{\text{Acide gallique.}} + \underbrace{C^{12} H^{14} O^{14}}_{\text{Glucose.}}.$$

L'acide gallique se rencontre tout formé dans plusieurs végétaux usités en médecine, les feuilles de busserole, les fleurs d'arnica, les racines d'ellébore, de colchique d'automne.

Il ne précipite ni la gélatine, ni les sels à base d'alcali végétaux ; il ne trouble ni ne colore les sels de fer au minimum, et forme un précipité bleu noir dans les sels au maximum. Ce précipité, d'après M. Bareswil, serait un gallate ferroso-ferrique.

Sa dissolution réduit certains sels métalliques comme le perchlorure d'or et le nitrate d'argent.

La chaleur le modifie vers 200 °, et lui fait acquérir la propriété de coaguler l'albumine.

L'acide tannique et l'acide gallique réagissent sur

le permanganate de potasse, en produisant de l'acide carbonique et une matière non déterminée. Le pouvoir désoxydant de ces acides est très-considérable.

**L'acide phénique** semble représenter une fonction chimique spéciale ; d'après la plupart des auteurs, on ne doit le considérer ni comme un acide, ni comme une base, ni comme un alcool, bien qu'il partage quelques propriétés avec chacun de ces composés. Je le rangerai parmi les acides, parce qu'il agit comme un acide très-faible ; ainsi il dissout les carbonates alcalins sans déplacer l'acide carbonique. Il entre cependant en combinaison avec certaines bases ; on connaît un phénate de potasse cristallin, un phénate de baryte ; on a signalé également des combinaisons d'acide phénique avec la chaux et l'oxyde de plomb.

J'ai cru devoir ne pas le passer sous le silence, parce qu'il réduit l'acide plombique, l'oxyde de mercure, le nitrate d'argent, et que les propriétés qu'il possède de coaguler l'albumine, de détruire les membranes muqueuses et de prévenir la putréfaction, l'a fait employer depuis quelques années.

J'ajouterai, en résumant, que les acides sont parfois *incompatibles entre eux*. A l'état libre, des corps très-énergiques, tels que les acides sulfurique, azotique, etc., peuvent détruire des acides organiques ; mais ceci n'a point d'importance au point de vue médical, puisqu'on les emploie toujours étendus. Il n'en est pas de même des acides combinés qui nous intéressent dans leur réaction vis-à-vis des acides libres. Ils se déplacent de leurs composés : 1° *en raison de leur plus ou moins grande fixité, le plus fixe chassant ceux qui le sont moins que lui*; c'est ainsi que l'acide carbonique est remplacé par des acides très-faibles, mais moins volatils, tels que les acides acétique, citrique, etc. ; 2° *en raison de la tendance plus ou moins grande qu'ils ont à former des combinaisons insolubles avec la base du sel mis en présence.*

**Bases minérales.** — On ne doit jamais les associer à des acides libres, sous peine de voir naître des sels dont l'effet est souvent bien loin de la base ou de l'acide isolé. Les plus employés sont les alcalis (potasse, soude, ammoniaque), la chaux, la baryte, la magnésie et les oxydes de zinc, fer, manganèse, étain, mercure, argent, or et antimoine.

Il me paraît urgent de remarquer que la règle qui précède ne saurait s'appliquer qu'aux bases et aux acides non vénéneux par eux-mêmes; ainsi l'action du sulfate de soude est très-différente de celle de ses éléments : acide sulfurique et soude. Quand il s'agit d'acides ou de bases toxiques, tels que les acides de l'arsenic, les acides oxalique, cyanhydrique, et les oxydes de mercure, d'or, etc., leurs propriétés thérapeutiques dépendant de cette faculté toxique se trouvent encore transportées dans leurs sels avec une énergie quelquefois plus grande. Dans ce cas, l'incompatibilité chimique n'est relative qu'au terme associé qui est dépourvu de propriétés vénéneuses. Parmi les bases qui sont citées plus haut, toutes celles qui sont solubles sont caustiques et employées comme telles. Tout médicament qui ferait disparaître l'effet toxique serait incompatible. Cette action énergique doit faire éviter à l'intérieur de les donner en dissolution concentrée (0,gr.50 à 1 gr. par litre d'eau), et il ne faut pas manquer de choisir pour unique excipient l'eau distillée ; les eaux naturelles contenant, entre autres choses, de l'acide carbonique ou des bicarbonates qui les satureraient en partie. Ces bases solubles ne doivent pas être prescrites avec d'autres sels que les sels alcalins; elles précipitent les bases de tous les autres et entrent elles-mêmes en combinaison avec l'acide.

$$\text{Ko} + \text{Ag O, Az O}^5 = \text{Ko, Az O}^5 + \text{Ag O.}$$

Au lieu d'un caustique tel que la potasse et d'un agent comme le nitrate d'argent, on ne retrouve plus qu'un diurétique, comme le nitrate de potasse et de l'oxyde d'argent.

*Les bases insolubles* ne sont incompatibles qu'avec très-peu de substances; mais dans l'estomac elles se transforment en produits nouveaux qui peuvent être modifiés à leur tour. S'il y avait de l'hydrogène sulfuré ou des sulfures alcalins, il se ferait alors des sulfures insolubles souvent inertes. S'il y avait de l'acide chlorydrique, il se ferait un chlorure insoluble avec l'argent, et un bichlorure avec le mercure ou l'antimoine. Ce dernier, sous cet état, deviendrait un vomitifdes plus énergiques.

*Bases organiques solides.* Elles saturent les acides les plus énergiques et forment des sels qui sont soumis aux lois ordinaires de décomposition des sels. Leur solubilité dans l'eau est en général assez faible.

Le chlore et le brôme agissent souvent sur elle, et forment des acides ClH ou BrH et produisent de nouvelles bases organiques.

L'iode s'y combine avec facilité et donne naissance à un iodure d'iodhydrate de la base.

Les sulfates, les azotates, les chlorydrates et les acétates qu'elles forment sont en général solubles dans l'eau; les tartrates, les gallates, oxalates, et surtout les tannates sont insolubles ou peu solubles.

La cinchonine, la narcotine, la strychnine, la vératrine sont précipitées de leur dissolution saline par le bicarbonate de soude, tandis que les sels de quinine, de morphine et de brucine ne sont pas précipités. C'est donc un moyen qu'on peut employer dans l'analyse pour les séparer.

Aucune substance basique ne se dissout dans une aussi faible proportion d'acide qu'un alcaloïde. Ce qui permet de prévoir que toutes les fois qu'un alcali végétal sera administré par la bouche à dose rationnelle, il pourra être entièrement dissous à l'aide des acides du suc gastrique, et par suite absorbé ; il n'en sera plus de même lorsqu'il sera introduit par l'anus, attendu que le suc intestinal, au lieu d'être acide, est alcalin et partant inapte à dissoudre les alcalis végétaux, il faudra donc le modifier convenablement.

Quelques alcaloïdes sont également bien absorbés par toutes les parties du tube digestif : la morphine notamment; mais ces faits confirment ce que je viens de dire, car tandis que le plus grand nombre des bases alcalines, végétales, sont insolubles dans les liqueurs alcalines, la morphine y est très soluble.

C'est probablement à la même cause que l'on peut attribuer leur absorption à différents degrés par la peau, la morphine très soluble dans les alcalis est absorbée en totalité, la quinine et la strychnine, qui sont à peine solubles dans les liqueurs alcalines, échappent en grande partie à l'absorption cutanée.

Ces considérations autorisent donc à établir en principe, que tous les alcalis végétaux sans exception doivent être administrés à l'état salin, et même plutôt à l'état de sel acide qu'à l'état de sel neutre ou basique; c'est du reste l'exemple que nous donne la nature, toutes les substances végétales actives contiennent les alcaloïdes à l'état de sel; ainsi de tous les sels de morphine le plus soluble est justement le méconate qui se rencontre naturellement dans l'opium.

Je ne reviendrai pas ici sur l'action qu'exercent sur les alcaloïdes l'acide tannique et ses sels ou les infusions qui les contiennent et le charbon.

Les ***bases organiques volatiles*** sont peu nombreuses : la conicine et la nicotine sont seules employées. Elles sont solubles et vénéneuses ; les remarques que j'ai faites aux bases minérales leur sont entièrement applicables.

La *conicine* précipite les sels de peroxyde de fer, de protoxyde d'étain et de mercure, l'azotate d'argent et le sulfate de cuivre, et peut même chasser l'ammoniaque de ses combinaisons. Elle forme un sel double avec le sulfate d'alumine.

La *nicotine* est un alcali puissant, neutralisant tous les acides précipitant de leurs dissolutions, les oxydes de presque tous les métaux ; les sels de mercure, de plomb, de zinc en blanc, le précipité qui se forme dans les sels de zinc, est soluble dans un excès de nicotine, ainsi que le précipité bleu des sels de cuivre ; le bichlorure de platine, les sels de fer au maximum, sont précipités en jaune ; le permanganate de potasse est immédiatement décoloré. La nicotine n'est déplacée de ses combinaisons salines que par l'ammoniaque et les oxydes des métaux alcalins et terreux, l'alumine exceptée.

En général, les bases peuvent se déplacer l'une par l'autre, *celle qui sature le mieux les acides prenant la place des autres*, avec d'autant plus de raison que la solubilité, ainsi que la fixité, jouent ici leur rôle, comme dans le cas des acides. La potasse et la soude, à la fois les plus basiques et les plus solubles, chassent toutes celles qui sont peu solubles ou insolubles, la chaux, la magnésie. Enfin, ces dernières sont capables de chasser à leur tour des oxydes plus insolubles. Les bases alcalines et alcalino-terreuses, plus l'oxyde d'argent, sont les seules qui, avec les acides formés indirectement, engendrent des sels neutres et saturés. Les autres bases donnent toujours des sels neutres acides au papier.

D'un autre côté, à sec, des bases fixes relativement plus faibles que l'ammoniaque ou que les alcaloïdes volatils, les déplacent pourtant, en raison même de la volatilité des corps éliminés.

## COMBINAISONS SALINES.

Les *combinaisons salines* sont, sans contredit, les médicaments les plus nombreux et les plus employés. En suivant les règles de la chimie, je les diviserai :

1° En sels proprement dits, sulfates, azotates, etc., résultant de l'union d'un acide et d'une base ;

2° En sels haloïdes, chlorures, sulfures, etc..., résultant de l'union d'un métalloïde avec un métal.

La première division, qui comprend exclusivement des sels à acide oxygéné, est presque déjà connue dans ses incompatibilités ; j'ai déjà parlé des carbonates décomposés par les acides, par certains métalloïdes, tels que le soufre, le chlore, le phosphore, des bases en présence des sels ; il me reste à ajouter quelques mots sur les décompositions auxquelles les sels peuvent donner lieu en agissant les uns sur les autres.

Comme c'est le plus souvent en dissolution dans l'eau que les sels sont employés, je dirai, en passant, que l'eau n'est pas toujours sans action sur les sels, que dans certains cas elle leur fait éprouver une véritable décomposition et les transforme en sels acides et en sels basiques, et quelquefois même les décompose en acides et en bases libres. Ex. :

Lorsqu'on traite par l'eau de l'azotate neutre de

bismuth, ce sel se transforme en sous-azotate de bismuth qui se précipite, et en un sel acide qui reste en dissolution. C'est aussi sur cette propriété qu'est fondée la préparation du turbith minéral.

Les lois de Bertholet nous apprennent qu'une double décomposition aura lieu toutes les fois qu'il pourra prendre naissance un composé insoluble ou volatil; il s'agit de savoir si, dans les quatre corps dont se composent deux sels, il se trouve deux éléments capables d'engendrer un composé dans les conditions que nous venons d'énoncer, et pour cela il suffit de connaître la liste des sels insolubles. Les règles qui permettent de se rappeler les phénomènes d'insolubilité des sels, se résument, d'après M. Persoz, de la manière la plus simple, en disant : que *tous les sels à acide minéral formé directement* (1), *sont insolubles ;* au contraire, que *tous les sels à acide minéral, formé indirectement, sont solubles* (2); enfin que *tous les sels*

(1) Un acide est dit formé directement, lorsqu'il peut prendre naissance par l'union immédiate de ses éléments, sans autre intervention que celle de la chaleur seule ou de ses modifications, électricité, lumière etc, exemple : acide sulfureux, phosphoreux, phosphorique, arsénieux, carbonique, etc. Il faut y ajouter deux acides formés indirectement qui se comportent comme eux, ce sont les acides chromique et arsénique.

(2) Acide sulfurique, azotique, etc.

*à base alcaline* (potasse, soude, ammoniaque), *sont solubles, quelque soit l'acide.*

Une seule exception doit être signalée, c'est la suivante : les sulfates de baryte, strontiane, chaux, plomb et protoxyde de mercure ($Hg^2 O$) sont insolubles. Ajoutons, pour être complet, que la magnésie, le manganèse, peuvent former avec l'ammoniaque quelques sels doubles solubles, et que certains sels sont solubles dans un excès de réactif alcalin.

La classe des sels à hydracide ne constitue pas, pour la plupart des auteurs, des composés salins proprement dits. Les chlorydrates, sulfhydrates, etc., sont plus justement appelés chlorures, sulfures.... Ainsi considérés, ce ne sont pas des sels, mais plutôt de véritables bases dont la solubilité est bien facile à connaître.

Les sulfures sont tous insolubles, moins ceux des métaux alcalins et alcalino-terreux.

Les chlorures, bromures, iodures, sont solubles, moins ceux d'argent, de plomb et de protoxyde de mercure; seulement, leur degré de solubilité va en décroissant dans l'ordre où je viens de les placer, chlorures, bromures, iodures.

Les cyanures alcalins sont seuls solubles.

Pour ce qui est des phosphures, arséniures, carbures, etc., leur constitution les éloigne encore davantage des sels, et d'ailleurs ils ne sont jamais usités en médecine.

La formation des sels doubles mérite quelques considérations ; ainsi, on se gardera bien de prescrire le calomel à un malade soumis à l'iodure de potassium. M. Bouchardat a observé que ce dernier corps donne naissance, par son action, à du sublimé, à un iodure double et à du mercure métallique. C'est là un cas remarquable d'un médicament agissant sur un autre déjà ingéré. Avec le proto-iodure, qui est insoluble comme le calomel, il se ferait, par cette influence de l'iodure de potassium, un iodure double de mercure et de potassium ; mais comme ici la totalité du mercure serait transformée en un sel facilement absorbable et le plus toxique des composés mercuriels, la production de ce corps dans l'estomac, aurait l'inconvénient très-grave de substituer à un purgatif, un poison énergique.

Le calomel, au même point de vue, serait encore incompatible avec un chlorure alcalin ; avec le sel ammoniac, comme l'ont constaté M. Mialhe et M. Selmi; il devient rapidement sublimé corrosif à la température du corps (38 à 40 °), et en présence des matières organiques, il se fait sans doute un chlorure double (1).

(1) Ces remarques s'appliquent aussi aux chlorures,

Les ***sels de la chimie organique*** suivent aussi le plus souvent, les règles précédentes. Si l'acide est minéral et la base organique, on peut résumer leur histoire en disant que tous ceux qui sont usités en médecine, *suivent la règle de l'acide.*

Dans le cas inverse, si l'acide seul est d'origine organique, il suffit de savoir que *tous les sels à acide organique volatil sont solubles*, et d'autant plus que l'acide est plus volatil et la base plus voisine des alcalis. Ainsi les acides margarique, oléique relativement assez fixes, donnent des sels solubles avec la potasse, mais des sels insolubles avec la chaux, l'oxyde de plomb, etc. Au contraire, tous les acétates, tous les formiates sont solubles, quelle que soit la base.

Si *l'acide organique n'est pas volatil,* les sels qui prennent naissance et qui ne sont pas à base alcaline, sont insolubles : ainsi, des tartrates et des oxalates de chaux, des tannates de fer et d'antimoine. Enfin, la base et l'acide des deux sels en présence, peuvent être d'origine organique, et ce que j'ai dit permet de prévoir à peu près tous les cas.

Après avoir passé en revue les diverses classes de

**bromures et iodures, en tenant compte toutefois de leur énergie décroissante et de l'insolubilité croissante de leurs composés.**

corps chimiquement définis, il me reste encore à dire un mot des nombreuses préparations d'origine organique, d'une composition trop complexe pour qu'il soit possible de les faire entrer dans les divisions précédentes.

Les ***substances albuminoïdes***, connues sous différents noms : albumine, caséine, glutine, légumine, etc., présentent des caractères à peu près identiques. Elles se dissolvent dans l'acide chlorydrique, en lui communiquant une couleur bleue ; dans les alcalis caustiques (potasse, soude) et la liqueur précipitée par l'acide acétique, et laisse déposer une matière de composition constante, la protéine.

Elles se rencontrent dans un grand nombre de préparations pharmaceutiques, et l'albumine de l'œuf, qui en est le type, est assez utilisée en toxicologie pour qu'il me paraisse utile d'entrer ici dans quelques détails sur les réactions qu'elle présente.

Elle se coagule sous l'influence de la chaleur, incomplètement, quand sa dissolution est très-étendue, et perd cette propriété en présence des carbonates alcalins.

L'alcool, l'éther, l'essence de térébenthine, la créosote la précipitent. Le chlore, le brome, les acides agissent de la même façon, à l'exception des acides acétiques, phosphoriques, tri-hydratés et tartriques.

Néanmoins, pour que cette action se produise avec les acides, il est nécessaire que ces derniers interviennent en assez grande proportion. Cela est si vrai, que le liquide albumineux frais, et, par conséquent trouble, devient limpide en présence d'une petite quantité de ces acides ; mais si, à cette dissolution acidulée et limpide, on ajoute de la dextrine, il se produit aussitôt un précipité intense, insoluble dans un excès de dextrine aussi bien que dans un excès d'acide.

Avec le tannin, la précipitation est complète.

La gomme arabique précipite, de son côté, les liquides albumineux acidulés, pourvu qu'elle ne soit pas employée en excès ; car, dans ce cas, le dépôt se redissoudrait ; mais vient-on à chauffer à l'ébullition, un dépôt reparaît.

Il faut donc conclure que les liquides albumineux, acidulés et incoagulables par la chaleur, le deviennent à l'aide de la gomme.

Dans toutes ces réactions, l'albumine subit une modification isomérique analogue ; elle est devenue complètement insoluble dans l'eau, et moins soluble dans les liquides de l'économie animale ; d'après MM. Bouchardat et Sandras, elle s'y dissoudrait uniquement à la faveur des acides contenus dans le suc gastrique ; suivant M. Dumas, cet effet serait dû à l'action combinée de ces acides et de la pepsine.

L'albumine donne, avec la baryte, la chaux, la strontiane, des combinaisons insolubles dans l'eau. Quelques sels exercent encore sur elle des réactions dignes d'intérêt ; ainsi elle empêche les dissolutions de cuivre, de fer, d'être précipitées par la potasse.

Elle précipite presque tous les sels métalliques ; je citerai principalement le sulfate de cuivre, le bichlorure de mercure, avec lequel elle forme un précipité blanc, insoluble dans l'eau ; aussi la considère-t-on comme le meilleur antidote du sublimé (Orfila), avec lequel elle entre en combinaison, suivant M. Lassaigne.

***Les émulsions***, en raison de l'albumine et de la caséine qu'elles contiennent, sont coagulées par les acides, et, par suite, incompatibles avec le tannin, les limonades tartrique ou citrique, etc.

J'arrive à un fait qui me paraît avoir une certaine importance : il s'agit de ces actions qui ne sont point encore convenablement appréciées, où les propriétés d'un médicament sont complètement annihilées par la production d'une véritable fermentation, qui a pour résultat de dédoubler la substance active en deux ou plusieurs matières inertes.

C'est ainsi que, si l'on veut faire prendre de la salicine dans un looch ou dans une émulsion, la synaptase des amandes, en réagissant sur la salicine, produit du glucose et de l'acide *salicique*, qui sont l'un et l'autre sans action thérapeutique ; si, au lieu de la salicine, on prescrit de la phloridzine dans le même excipient, il en résultera du glucose et de l'acide phloridzique, qui n'ont plus aucune propriété fébrifuge.

Dans d'autres circonstances, les produits formés peuvent être doués de propriétés énergiques.

L'amygdaline se dédouble en glucose et acide cyanhydrique.

La digitaline, en glucose et acide digitalique.

Ainsi, l'action des ferments sur les glucosides doit être prise en considération ; car il est probable que cette action s'exerce sur un grand nombre de substances organiques.

***Substances sucrées.*** — En général, le sucre n'influe en rien sur les propriétés d'un médicament ; cependant, quand il n'est pas pur, il peut exercer, sur certaines matières avec lesquelles il est associé, une réduction qu'il est important de connaître.

Si le sirop est préparé à froid, avec du sucre candi, sans clarification, il peut être employé avec toute espèce de substances minérales et même avec le sublimé corrosif, sans avoir à redouter le moindre travail de décomposition. Mais il en est autrement, quand le sirop contient du glucose et un peu d'alcali. On sait, en effet, que ces deux substances se décomposent l'une et l'autre, et donnent naissance à des corps très-avides d'oxygène, qui réduisent instantanément un grand nombre de dissolutions minérales, et notamment celles de cuivre, de mercure, d'argent, de platine et d'or.

La présence simultanée du glucose et des alcalis dans les sirops est difficile à éviter. Que le sirop soit chauffé un peu trop longtemps, ou que la dissolution soit mise en contact avec des acides, une quantité notable de glucose est aussitôt formée. Que l'on clarifie le sirop avec des blancs d'œufs, qui sont toujours alcalins, le sirop retiendra toujours un peu d'alcali. Or, comme les sirops sont souvent préparés par ébullition et clarifiés à l'aide des blancs d'œufs, ils doivent, pour la plupart, contenir et du glucose et des alcalis ; si l'on y ajoute ensuite un sel réductible, la réduction aura lieu avec une rapidité proportionnée à la quantité de ces deux agents contenus dans la dissolution sucrée. C'est ainsi que, dans le mélange du sublimé corrosif avec le sirop sudorifique, tout le composé mercuriel est bientôt réduit en calomel, et, à la longue, en mercure métallique.

***Substances grasses.*** — Les huiles, beurres, graisses et les médicaments qui les contiennent, onguents, pommades ne peuvent être employés avec les bases alcalines, ces dernières étant capables de les saponifier, c'est-à-dire de les dédoubler en un principe acide et en glycérine.

Employées à l'intérieur, au contraire, les huiles, selon certains auteurs, ne sont absorbées qu'après avoir été attaquées par les alcalis sécrétés par la muqueuse intestinale, et avoir subi un commencement de saponification. Ceci admis pour obtenir des huiles le maximum d'effet, il ne faudra jamais les associer avec des acides, ni même avec des substances organiques très-aisément acidifiables, telles que le sucre et l'amidon.

Enfin, la suppression des boissons est commandée par ce fait que la saponification a lieu d'autant plus promptement, que l'on opère avec des liqueurs alcalines plus concentrées.

Je ferai les mêmes observations pour les *résines* qui sont insolubles dans l'eau; mais dont le plus grand nombre peuvent être dissoutes, au moins en partie, par les alcalis libres ou carbonatés, avec lesquels elles forment de véritables combinaisons salines. Le savon amygalin me paraît un véhicule excellent pour émulsionner ces médicaments essentiellement insolubles.

La *gomme* étant une substance souvent employée, soit pour son action propre, soit comme excipient, il me semble utile de signaler certaines réactions auxquelles elle peut donner lieu. Ainsi son insolubilité dans l'alcool exclut son association avec ce liquide et ceux qui le renferment dans un certain état de concentration. Elle donne encore avec certains sels métalliques, et notamment avec le perchlorure de fer, des composés peu étudiés et qui détruisent le principe actif dont on recherche l'effet.

Les *tisanes*, qu'elles soient préparées par simple solution, par macération, infusion ou décoction, contiennent des substances médicamenteuses aussi variables au point de vue chimique qu'au point de vue thérapeutique. Elles entrent dans les règles précédemment établies, celles qui contiennent du tannin ou des matières colorantes, et c'est le plus grand nombre, ne peuvent être associées avec des sels métalliques, surtout avec l'émétique et les sels de fer.

Je ne passerai pas sous silence l'influence de la petite proportion d'air que l'eau tient toujours en dissolution, et qui s'échappe des tisanes par l'effet de l'ébullition. Dans le cas où l'influence de cet air serait jugée utile, il conviendrait de préparer les tisanes en faisant une dissolution concentrée de la substance qui doit en former la base, et en étendant cette dissolution dans une eau qui n'aurait pas été soumise à l'action de la chaleur; mode de préparation que l'on emploie souvent dans les hôpitaux.

Enfin, j'ajouterai que dans l'association des médicaments, il faut éviter de s'opposer au développement de principes actifs qui n'existent pas tout formés dans les matières premières qu'on emploie.

Quelques exemples feront comprendre ma pensée. L'huile essentielle de moutarde n'existe pas toute formée, comme on le sait, dans les semences de moutarde : les travaux de M. Bussy nous ont appris qu'elle se développe par le mélange de deux principes, le myronate de potasse et la myrosine, sous l'influence de l'eau. Eh bien, si l'on associe à un sinapisme un alcali, tel que la potasse ou son carbonate, un acide tel que l'acide sulfurique, l'acide acétique, on s'oppose au développement de l'huile volatile de moutarde. Ce que je dis de la moutarde s'applique aux amandes amères, et cette remarque doit être étendue à beaucoup de substances végétales.

La plupart des principes immédiats, qui ont une action puissante sur les animaux, empoisonnent ordinairement les plantes et celles qui les fournissent absolument comme les autres. Il faut donc que ces principes immédiats y existent, ou emprisonnés dans des cellules distinctes et circonscrites, comme les huiles essentielles dans les écorces des fruits des hespéridées, ou que ces principes actifs ne se forment que par des réactions analogues à celles qui donnent naissance à ces huiles essentielles de moutarde ou d'amandes amères. L'acide valerianique, par exemple, ne préexiste pas dans la racine de valériane bien fraîche ; il se développe par une réaction spéciale. Dans l'ail, dans l'oignon, dans la scille, tous les principes actifs ne préexistent pas ; ils s'y développent par la réaction de deux principes immédiats de ces bulbes l'un sur l'autre. Les exemples de ces dédoublements se multiplieront successivement ; je crois pour ma part que leur étude intéresse infiniment la pharmacologie ; car il est probablement bon nombre de préparations pharmaceutiques où l'on fait intervenir des agents qui s'opposent à ce développement. Ainsi l'alcool, qui est l'excipient de tant de préparations, peut, lorsqu'il se trouve à l'état de grande concentration, comme dans la préparation des teintures alcooliques, des extraits alcooliques, s'opposer aux réactions qui donnent naissance aux principes actifs.

Après avoir indiqué les moyens de connaître facilement les cas d'incompatibilité, je ne crois pas inutile de revenir sur certaines considérations générales que comporte le sujet.

L'insolubilité, ai-je dit, n'est point une cause suffisante pour faire proscrire un médicament, et ce n'est pas parceque le produit de la réaction est insoluble qu'il y a incompatibilité, mais uniquement parcequ'il se produit un médicament nouveau. Quant à la nature thérapeutique de ce dernier, fût-elle plus ou moins semblable à celle des termes prescrits, cela importe peu à la règle; qu'ils soient toxiques ou inertes, je ne dois point m'en occuper, puisque le praticien seul peut apprécier jusqu'à quel point ils remplissent une indication, et se trouve parfaitement en droit de faire servir une incompatibilité chimique au point de vue de la thérapeutique.

Pour ne citer qu'un fait, il est une solution contenant de l'acétate de plomb et du sulfate de zinc; cette formule revient à l'emploi de l'acétate de zinc et du sulfate de plomb, précipité insoluble. Sous cet état, elle répond à des indications que l'emploi direct de ces corps ne remplirait pas: le sulfate précipité au sein du liquide se trouve plus apte à remplir le but auquel il est destiné qu'une poudre déjà formée agglomérée et mal répartie dans le liquide.

Ainsi il y a donc une incompatibilité que le médecin doit utiliser. Un grand nombre de sels métalliques sont vénéneux. Ces sels forment presque toujours avec quelques acides des composés insolubles, de plus, comme leurs bases, insolubles par elles-mêmes, peuvent être mises en liberté par d'autres plus puissantes qu'elles, ou être transformées en sulfures insolubles au moyen de certains composés, on a un grand nombre de moyens d'en détruire la toxicité. Comme exemple, les sels de plomb et de baryte peuvent être rendus insolubles à l'aide des solutions de sulfate de soude ou de sulfate de magnésie; les sels d'antimoine sont précipités par le tannin, qui agit, du reste, de la même manière sur la plupart des composés métalliques dont je parle, les sels d'argent sont transformés en chlorure d'argent insoluble par l'action des chlorures alcalins, etc.

Parmi les substances neutralisantes, qu'on me pardonne l'expression, qu'on peut leur opposer, l'agent le plus inoffensif sera celui auquel il conviendra de donner la préférence, et cet agent sera d'autant plus précieux qu'il s'appliquera à un plus grand nombre de poisons. Or l'albumine, la magnésie et le protosulfure de fer hydraté sont les contre-poisons qui présentent la plus grande généralité d'action.

L'albumine, et cela résulte de ce que nous avons dit, combattra avec succès les effets délétères des acides minéraux et de la plus grande partie des sels métalliques. Toutefois il convient de faire remarquer qu'elle forme des précipités qui peuvent être rendus solubles soit par un excès d'albumine elle-même soit par les liquides de l'économie. Cependant, même ainsi circonscrite, cette action n'en est pas moins propre à rendre de grands services quand elle est employée à propos.

La magnésie hydratée, proposée par M. Bussy, remplit les mêmes indications que l'albumine; elle annihile l'action de tous les acides (sauf l'acide prussique) en les saturant; elle décompose tous les sels métalliques (sauf le cyanure de mercure) en mettant leur oxyde en liberté; or, on sait que les oxydes métalliques, en raison de leur insolubilité, ne sont pas vénéneux. Elle jouit, en outre, d'une propriété précieuse que ne possède pas l'albumine, celle de précipiter les bases organiques qui, à l'état de liberté, sont presque toutes insolubles ou peu solubles.

Un autre antidote de tous les poisons métalliques (le cyanure de mercure excepté) sera le sulfure de fer hydraté; il précipite à l'état de sulfure insoluble l'acide arsénieux, les sels de zinc, d'étain, de plomb, de bismuth, d'antimoine, de cuivre, de mercure, d'argent, d'or, de platine, etc.

Il résulte encore de ce que j'ai dit, que l'administration du sucre peut entraver les effets vénéneux des sels de cuivre ; le sucre se transforme en glucose, et celui-ci, en présence des carbonates alcalins, réduit les sels et le bioxyde de cuivre en protoxyde insoluble.

Je n'ai pas considéré, dans la plupart des cas, les réactions qui se passent au sein de l'économie. Un médicament une fois ingéré sous un état déterminé, subit, sans contredit, l'empire des lois particulières qui président à son absorption ; cette étude n'est pas la mienne. Je n'ai noté l'influence des sucs de l'estomac, que lorsque je les ai jugés capables de favoriser l'action réciproque des médicaments ingérés. Ici, en effet, comme dans le cas dont je viens de parler, je ne recherche pas l'action propre des liquides organiques sur les substances médicamenteuses, mais seulement les faits dans lesquels ces liquides deviennent une condition d'incompatibilité. Ainsi, il est des décompositions qui n'ont lieu qu'en présence d'un acide, d'autres qui ne s'effectuent qu'entre corps dissous, etc., l'acidité du suc gastrique, son pouvoir dissolvant, sont donc des conditions de quelques phénomènes qui m'ont occupé, dans lesquels les liquides physiologiques ne fournissent aucun élément chimique à la réaction, et n'ont, en réalité, qu'une action de présence. Le problème difficile des modifications chimiques des médicaments par les sucs de l'estomac, est en dehors de ce travail et ne pouvait m'arrêter.

Je crois qu'en restreignant les règles aux seuls corps employés en médecine, il est facile de généraliser certains préceptes comme je l'ai fait, et de grouper les règles d'incompatibilité d'une façon rationnelle. Quant aux cas particuliers, ils sont peu nombreux et faciles à classer. J'en ai sans doute, malgré mes recherches, omis bon nombre ; mais comme ces préceptes sont basés sur la théorie chimique elle-même, je ne crains pas que des faits oubliés ou nouveaux viennent infirmer ces lois générales.

FIN.

www.ingramcontent.com/pod-product-compliance
Ingram Content Group UK Ltd.
Pitfield, Milton Keynes, MK11 3LW, UK
UKHW020340220726
13923UKWH00004B/1507

9 782019 285890